CW00458063

Ricettario per diabetici 2021

Il ricettario completo sul diabete con ricette smplici e facili per pasti equilibrati e una vita sana

Tabella dei contenuti

Le informazioni contenute nelle pagine seguenti sono ampiamente considerate un resoconto veritiero e accurato dei fatti e come tali, qualsiasi disattenzione, uso o abuso delle informazioni in questione da parte del lettore renderà qualsiasi azione risultante esclusivamente sotto la loro responsabilità. Non ci sono scenari in cui l'editore o l'autore originale di questo lavoro possano essere in alcun modo ritenuti responsabili per qualsiasi difficoltà o danno che possa accadere dopo aver intrapreso le informazioni qui descritte.

Inoltre, le informazioni contenute nelle pagine seguenti sono intese solo a scopo informativo e devono quindi essere considerate come universali. Come si addice alla sua natura, sono presentate senza garanzia della loro validità prolungata o della loro qualità provvisoria. I marchi di fabbrica che sono menzionati sono fatti senza consenso scritto e non possono in alcun modo essere considerati un'approvazione da parte del titolare del marchio.

Introduzione

Il diabete mellito, comunemente conosciuto solo come diabete, è una malattia che colpisce il nostro metabolismo. La caratteristica predominante del diabete è l'incapacità di creare o utilizzare l'insulina, un ormone che sposta lo zucchero dalle cellule del sangue al resto delle cellule del nostro corpo. Questo è cruciale per noi perché ci affidiamo allo zucchero nel sangue per alimentare il nostro corpo e fornire energia. La glicemia alta, se non trattata, può portare a gravi danni agli occhi, ai nervi, ai reni e ad altri organi principali. Ci sono due tipi principali di diabete, il tipo 1 e il tipo 2, con quest'ultimo che è il più comune dei due con oltre il 90% dei diabetici che ne soffrono (Centers for Disease Control and Prevention, 2019).

Il **diabete di tipo 1** è una malattia autoimmune. Nei casi di diabete di tipo 1, il sistema immunitario attacca le cellule del pancreas responsabili della produzione di insulina. Anche se non siamo sicuri di cosa causi questa reazione, molti esperti credono che sia causata da una carenza genetica o da infezioni virali che possono scatenare la malattia.

HOW DOES INSULIN WORK?

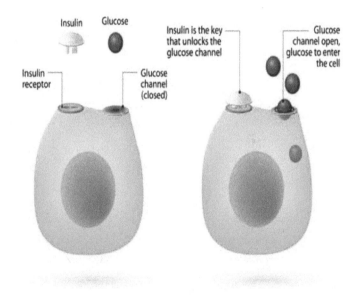

Il **diabete di tipo 2** è un disordine metabolico, anche se la ricerca suggerisce che potrebbe giustificare la riclassificazione come una malattia autoimmune. Le persone che soffrono di diabete di tipo 2 hanno un'alta resistenza all'insulina o un'incapacità di produrre abbastanza insulina. Gli esperti ritengono che il diabete di tipo 2 sia il risultato di una predisposizione genetica in molte persone, che è ulteriormente aggravata dall'obesità e da altri fattori ambientali.

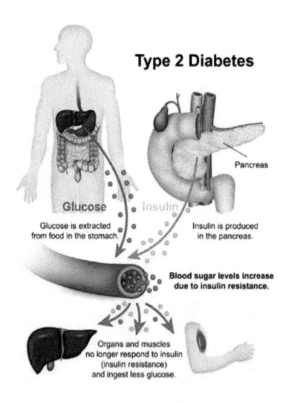

Type 2 Diabetes

Pancreas

Glucose   Insulin

Glucose is extracted from food in the stomach.

Insulin is produced in the pancreas.

Blood sugar levels increase due to insulin resistance.

Organs and muscles no longer respond to insulin (insulin resistance) and ingest less glucose.

Diagnosi

La diagnosi del diabete è arrivata incredibilmente lontano negli ultimi decenni. Attualmente, ci sono due test principali per diagnosticare il diabete: il test del glucosio nel plasma a digiuno (FPG) e il test dell'emoglobina A1c.

Il test FPG misura i tuoi livelli di zucchero nel sangue dopo un periodo di digiuno di otto ore; questo aiuta a mostrare se il tuo corpo sta elaborando il glucosio a un ritmo sano.

Il test A1c mostra i tuoi livelli di zucchero nel sangue negli ultimi tre mesi. Lo fa testando la quantità di glucosio trasportato dall'emoglobina dei tuoi globuli rossi. L'emoglobina ha una durata di vita di circa tre mesi; questo ci permette di testarli per vedere per quanto tempo hanno trasportato il glucosio e quanto ne hanno.

Sintomi

Nel diabete di tipo 1, l'elenco dei sintomi può essere esteso con indicatori sia gravi che meno ovvi. Di seguito, elencherò i sintomi più comuni così come altre potenziali complicazioni del diabete di tipo 1:

Sete eccessiva: La sete eccessiva è uno degli indicatori meno evidenti del diabete di tipo 1. È causata da un alto livello di zucchero nel sangue (iperglicemia).

Minzione frequente: La minzione frequente è causata dal fatto che i reni non riescono a processare tutto il glucosio presente nel sangue; questo costringe il corpo a tentare di eliminare il glucosio in eccesso attraverso la minzione.

Fatica: La fatica nei pazienti con diabete di tipo 1 è causata dall'incapacità del corpo di elaborare il glucosio per ottenere energia.

SYMPTOMS OF TYPE 1 DIABETES

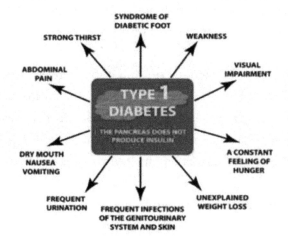

Fame eccessiva: Chi soffre di diabete di tipo 1 ha spesso una fame persistente e un aumento dell'appetito. Questo perché il corpo ha un disperato bisogno di glucosio nonostante la sua incapacità di processarlo senza insulina.

Visione **torbida o poco chiara:** Le rapide fluttuazioni dei livelli di zucchero nel sangue possono portare a una visione offuscata. Coloro che soffrono di diabete di tipo 1 non trattato non sono in grado di controllare naturalmente i loro livelli di zucchero nel sangue, rendendo le fluttuazioni rapide un evento molto comune.

Rapida perdita di peso: La rapida perdita di peso è probabilmente il sintomo più evidente del diabete di tipo 1. Quando il tuo corpo è affamato di glucosio, ricorre alla distruzione dei muscoli e del grasso per sostenersi. Questo può portare a una perdita di peso incredibilmente veloce nei casi di diabete di tipo 1.

Chetoacidosi: La chetoacidosi è una complicazione potenzialmente mortale del diabete di tipo 1 non trattato. In risposta alla mancanza di glucosio che viene alimentato nei muscoli e negli organi, il corpo inizia a scomporre il grasso e i muscoli in una fonte di energia chiamata chetoni, che può essere bruciata senza bisogno di insulina. I chetoni sono di solito perfettamente bene in quantità normali. Ma, quando il tuo corpo è affamato, può finire per inondarsi di chetoni nel tentativo di alimentarsi; l'acidificazione del sangue che segue questo afflusso di molecole acide può portare a condizioni più gravi, al coma o alla morte. Nei casi di diabete di tipo 2, i sintomi tendono a svilupparsi più lentamente, e tendono ad essere lievi all'inizio. Alcuni sintomi precoci imitano il diabete di tipo 1 e possono includere:

Fame eccessiva: Simile al diabete di tipo 1, quelli di noi con il diabete di tipo 2 sentiranno una fame costante. Di nuovo, questo è causato dal nostro corpo che cerca carburante a causa della nostra incapacità di elaborare il glucosio.

Affaticamento e nebbia mentale: A seconda della gravità della carenza di insulina nei malati di tipo 2, essi possono sentire una stanchezza fisica e un appannamento mentale durante la loro giornata media.

Minzione frequente: Un altro sintomo del diabete di tipo 1 e 2. La minzione frequente è semplicemente il modo in cui il tuo corpo cerca di liberarsi del glucosio in eccesso.

Bocca secca e sete costante: non è chiaro cosa causi la bocca secca nei diabetici, ma è strettamente legato agli alti livelli di zucchero nel sangue. La sete costante è causata non solo dalla bocca secca, ma anche dalla disidratazione che provoca la minzione frequente.

Prurito alla pelle: Il prurito della pelle, specialmente intorno alle mani e ai piedi, è un segno di polineuropatia (danno nervoso diabetico). Oltre ad essere un segno di un potenziale danno nervoso, il prurito può essere un segno di alte concentrazioni di citochine in circolazione nel sangue; queste sono molecole infiammatorie che possono portare al prurito. Le citochine sono proteine di segnalazione e regolatori ormonali che sono spesso rilasciati in quantità elevate prima del danno nervoso.

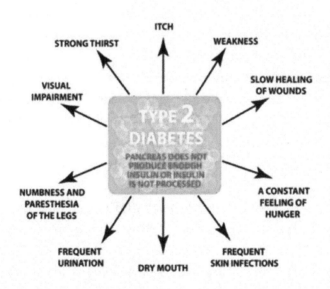

Quando il diabete di tipo 2 progredisce e diventa più serio, i sintomi possono diventare molto fastidiosi e pericolosi. Alcuni di questi sintomi avanzati includono:

Guarigione lenta di lividi, tagli e abrasioni: Molte persone che soffrono di diabete di tipo 2 hanno un sistema immunitario compromesso a causa della mancanza di energia disponibile per il corpo. Oltre alla mancanza di energia, molti diabetici hanno una circolazione rallentata a causa degli alti livelli di glucosio nel sangue. Entrambi questi fattori portano a un processo di guarigione molto più lento e a rischi di infezione molto maggiori.

Infezioni da lievito: Nelle donne con diabete di tipo 2, le probabilità di infezioni da lievito sono molto più alte che nelle donne non diabetiche. Questo è dovuto agli alti livelli di zucchero nel sangue e a un abbassamento della risposta del sistema immunitario.

Neuropatia o intorpidimento: Alti livelli di zucchero nel sangue a lungo termine possono portare a gravi danni ai nervi negli adulti con diabete. Si ritiene che circa il 70% delle persone con diabete di tipo 2 abbia una qualche forma di neuropatia (Hoskins, 2020). La neuropatia diabetica è caratterizzata da un intorpidimento delle estremità, in particolare intorno ai piedi e alle dita.

Macchie scure sulla pelle (acanthosis nigricans): Alcune persone con diabete di tipo 2 possono avere livelli di insulina nel sangue molto al di sopra del normale, poiché il loro corpo non è in grado di utilizzarla a causa della resistenza all'insulina. Questo aumento di insulina nel flusso sanguigno può portare alcune cellule della pelle a riprodursi eccessivamente e causare la formazione di macchie scure sulla pelle.

Complicazioni

Le gravi complicazioni del diabete possono essere debilitanti e mortali. Sia il diabete di tipo 1 che quello di tipo 2 possono portare a gravi condizioni neurologiche, cardiovascolari e ottiche. Alcune delle complicazioni più comuni del diabete avanzato sono le seguenti:

Attacchi di cuore: Il diabete è direttamente collegato ad un più alto tasso di attacchi di cuore negli adulti. Alti livelli di glucosio nel sangue danneggiano le cellule e i nervi intorno al cuore e ai vasi sanguigni nel tempo, il che può causare la formazione di una pletora di malattie cardiache.

Cataratta: Le persone con diabete hanno quasi il 60% di possibilità in più di sviluppare la cataratta più avanti nella vita se il loro diabete non viene controllato (Diabetes.co.uk, 2019a). I medici non sono sicuri del motivo esatto per cui le cataratte si formano a un tasso più elevato nei pazienti diabetici, ma molti credono che abbia a che fare con le minori quantità di glucosio disponibili per le cellule che alimentano i nostri occhi.

Malattia dell'arteria periferica (PAD): Questo è un diabete molto comune e Questo causa una diminuzione del flusso sanguigno, che porta a gravi problemi nella parte inferiore delle gambe, spesso con conseguente amputazione.

Nefropatia diabetica: La nefropatia diabetica si verifica quando alti livelli di glucosio nel sangue danneggiano parti dei tuoi reni, che sono responsabili del filtraggio del sangue. Questo fa sì che i tuoi reni sviluppino malattie renali croniche e si rompano nel tempo, portando al fallimento.

Glaucoma: Il diabete può causare il glaucoma nei malati a causa degli alti livelli di zucchero nel sangue e questo danneggia direttamente i vasi sanguigni negli occhi. Quando il corpo cerca di riparare questi vasi, può causare un glaucoma sull'iride dove il danno è stato causato.

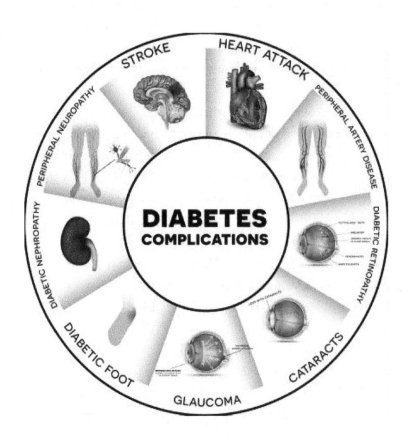

Trattamento

I trattamenti per il diabete variano a seconda del tipo, del numero e della gravità delle complicazioni e della salute del paziente in generale. Fortunatamente, il diabete è stato a lungo studiato dalla comunità medica e, quindi, c'è un'abbondanza di risorse e trattamenti disponibili. Per il diabete di tipo 1, gli integratori di insulina sono essenziali. I diabetici di tipo 1 si affidano a iniezioni quotidiane di insulina; alcuni preferiscono una pompa di insulina più costosa ma più facile da usare. Il fabbisogno d'insulina nei diabetici di tipo 1 varia nel corso della giornata, man mano che mangiano e fanno esercizio. Questo significa che molti diabetici di tipo 1 controllano regolarmente i loro livelli di zucchero nel sangue per valutare se il loro fabbisogno di insulina è soddisfatto.

Alcuni diabetici di tipo 1 sviluppano resistenza all'insulina dopo anni di iniezioni. Questo significa che i farmaci orali per il diabete come la metformina stanno diventando sempre più comunemente prescritti ai diabetici di tipo 1 per aiutare a prevenire la resistenza all'insulina.

Il diabete di tipo 2 può essere controllato senza farmaci in alcuni casi. Molti diabetici di tipo 2 possono autoregolare i loro livelli di zucchero nel sangue attraverso un'alimentazione attenta e un leggero esercizio fisico. Alla maggior parte dei diabetici di tipo 2 si raccomanda di seguire una dieta a basso contenuto di grassi, ricca di fibre e carboidrati sani.

Alcuni diabetici di tipo 2 hanno bisogno di farmaci. A differenza del tipo 1, l'insulina non è così comunemente necessaria per il tipo 2. Ma alcuni diabetici di tipo 2 hanno bisogno di insulina per integrare la quantità ridotta che il loro pancreas può fornire.

Il farmaco più comune dato ai diabetici di tipo 2 è la metformina.
Questo farmaco da prescrizione aiuta ad abbassare i livelli di glucosio
nel sangue e a migliorare la sensibilità all'insulina. Altri farmaci
prescritti ai diabetici di tipo 2 includono sulfaniluree, tiazolidinedioni e
meglitinidi, che aiutano ad aumentare la produzione di insulina o la
sensibilità.

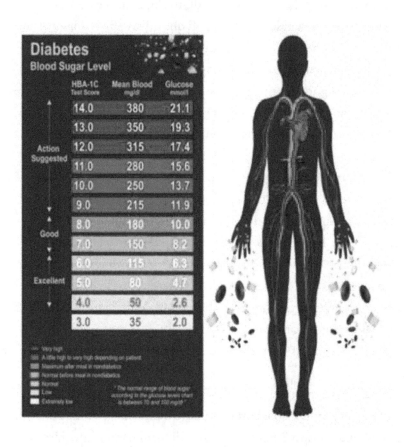

10 consigli per controllare il diabete

Mangia meno sale: Il sale può aumentare le possibilità di avere la pressione alta, che porta ad un aumento delle probabilità di malattie cardiache e ictus.

Sostituire lo zucchero: Sostituisci lo zucchero con dolcificanti a zero calorie. Eliminare lo zucchero ti dà molto più controllo sui tuoi livelli di zucchero nel sangue.

Eliminare l'alcol: L'alcol tende ad essere ricco di calorie e se bevuto a stomaco vuoto con i farmaci per l'insulina, può causare drastici cali di zucchero nel sangue.

Essere fisicamente attivi: L'attività fisica abbassa il rischio di problemi cardiovascolari e aumenta il tasso di combustione naturale del glucosio nel tuo corpo.

Evitare i grassi saturi: I grassi saturi come il burro e i dolci possono portare al colesterolo alto e a problemi di circolazione del sangue.

Usa olio di canola o d'oliva: Se hai bisogno di usare l'olio in cucina, usa l'olio di canola o d'oliva. Entrambi sono ricchi di acidi grassi benefici e di grassi monoinsaturi.

Bere acqua: L'acqua è di gran lunga la bevanda più sana che si possa avere. Bere acqua aiuta a regolare i livelli di zucchero nel sangue e di insulina.

Assicurati di avere abbastanza vitamina D: La vitamina D è una vitamina cruciale per il controllo dei livelli di zucchero nel sangue. Mangia cibi ricchi di questa vitamina o chiedi al tuo medico degli integratori.

Evitare i cibi lavorati: I cibi lavorati tendono ad essere ricchi di oli vegetali, sale, cereali raffinati o altri additivi malsani.

Bere caffè e tè: Non solo il caffè e il tè sono ottimi soppressori della fame per chi è a dieta, ma contengono importanti antiossidanti che aiutano a proteggere le cellule.

Ricette per la colazione

Uova alla diavola piccanti Jalapeno Popper

Tempo di preparazione: 5 minuti

Tempo di cottura: 5 minuti

Porzioni: 4

Ingredienti

- 4 uova intere grandi, sode
- 2 cucchiai di maionese Keto-Friendly
- ¼ di tazza di formaggio cheddar, grattugiato
- 2 fette di pancetta, cotte e sbriciolate
- 1 jalapeno, affettato

Indicazioni:

1. Tagliare le uova a metà, togliere il tuorlo e metterle in una ciotola
2. Stendere i bianchi d'uovo su un piatto
3. Mescolare i restanti ingredienti e schiacciarli con i tuorli d'uovo
4. Trasferire la miscela di tuorli agli albumi
5. Servire e godere!

Nutrizione:

Calorie: 176

Grasso: 14g

Carboidrati: 0.7g

Proteine: 10g

Porridge delizioso

Tempo di preparazione: 15 minuti
Tempo di cottura: Nullo
Porzioni: 2
Ingredienti

- 2 cucchiai di farina di cocco
- 2 cucchiai di proteine in polvere alla vaniglia
- 3 cucchiai di farina di semi di lino dorati
- 1 e 1/2 tazze di latte di mandorla, non zuccherato
- Eritritolo in polvere

Indicazioni:
1. Prendi una ciotola e mescola la farina di semi di lino, le proteine in polvere, la farina di cocco e mescola bene
2. Aggiungere la miscela alla casseruola (posta su fuoco medio)
3. Aggiungere il latte di mandorla e mescolare, lasciare che il composto si addensi
4. Aggiungere la quantità desiderata di dolcificante e servire
5. Buon divertimento!

Nutrizione:
Calorie: 259
Grasso: 13g
Carboidrati: 5g
Proteine: 16g

Smoothie salato al cioccolato di macadamia

Tempo di preparazione: 5 minuti
Tempo di cottura: Nullo
Porzioni: 1
Ingredienti

- 2 cucchiai di noci macadamia salate
- 1/3 di tazza di proteine del siero di latte al cioccolato in polvere, a basso contenuto di carboidrati
- 1 tazza di latte di mandorla, non zuccherato

Indicazioni:

1. Aggiungete gli ingredienti elencati al vostro frullatore e frullate fino ad ottenere un composto omogeneo
2. Rilassatevi e godetevelo!

Nutrizione:
Calorie: 165
Grasso: 2g
Carboidrati: 1g
Proteine: 12g

Uova al forno con basilico e pomodoro

Tempo di preparazione: 10 minuti

Tempo di cottura: 15 minuti

Porzioni: 4

Ingredienti

- 1 spicchio d'aglio, tritato
- 1 tazza di pomodori in scatola
- ¼ di tazza di foglie di basilico fresco, tritate grossolanamente
- 1/2 cucchiaino di peperoncino in polvere
- 1 cucchiaio di olio d'oliva
- 4 uova intere
- Sale e pepe a piacere

Indicazioni:

1. Preriscaldare il forno a 375 gradi F
2. Prendere una piccola pirofila e ungerla con olio d'oliva
3. Aggiungere aglio, basilico, pomodori, peperoncino, olio d'oliva in un piatto e mescolare
4. Rompere le uova in un piatto, mantenendo lo spazio tra i due
5. Cospargere tutto il piatto con sale e pepe
6. Mettere in forno e cuocere per 12 minuti fino a quando le uova sono pronte e i pomodori sono bollenti
7. Servire con il basilico sopra
8. Buon divertimento!

Nutrizione:

Calorie: 235

Grasso: 16g

Carboidrati: 7g

Proteine: 14g

Porridge di cannella e cocco

Tempo di preparazione: 5 minuti
Tempo di cottura: 5 minuti
Porzioni: 4
Ingredienti

- 2 tazze di acqua
- 1 tazza di panna pesante al 36
- 1/2 tazza di cocco secco non zuccherato, tagliuzzato
- 2 cucchiai di farina di semi di lino
- 1 cucchiaio di burro
- 1 e 1/2 cucchiaino di stevia
- 1 cucchiaino di cannella
- Sale a piacere
- Guarnizioni come mirtilli

Indicazioni:
1. Aggiungere gli ingredienti elencati in un pentolino, mescolare bene
2. Trasferire la pentola sul fornello e metterla a fuoco medio-basso
3. Portare ad ebollizione lenta la miscela
4. Mescolare bene e togliere il fuoco
5. Dividere la miscela in porzioni uguali e lasciarle riposare per 10 minuti
6. Ricoprite con le vostre guarnizioni desiderate e gustate!

Nutrizione:
Calorie: 171
Grasso: 16g
Carboidrati: 6g
Proteine: 2g

Una frittata di bietole

Tempo di preparazione: 5 minuti

Tempo di cottura: 5 minuti

Porzioni: 4

Ingredienti

- 4 uova, leggermente sbattute
- 4 tazze di bietole, affettate
- 2 cucchiai di burro
- 1/2 cucchiaino di sale all'aglio
- Pepe fresco

Indicazioni:

1. Prendere una padella antiaderente e metterla a fuoco medio-basso
2. Una volta che il burro si scioglie, aggiungere le bietole e mescolare, cuocere per 2 minuti
3. Versare l'uovo nella padella e mescolarlo delicatamente alle bietole
4. Condire con sale e pepe all'aglio
5. Cuocere per 2 minuti
6. Servire e godere!

Nutrizione:

Calorie: 260

Grasso: 21g

Carboidrati: 4g

Proteine: 14g

Cheesy Low-Carb Omelet

Tempo di preparazione: 5 minuti

Tempo di cottura: 5 minuti

Porzioni: 5

Ingredienti

- 2 uova intere
- 1 cucchiaio di acqua
- 1 cucchiaio di burro
- 3 fette sottili di salame
- 5 foglie di basilico fresco
- 5 fette sottili, pomodori freschi maturi
- 2 once di mozzarella fresca
- Sale e pepe come necessario

Indicazioni:

1. Prendete una piccola ciotola e sbattete le uova e l'acqua
2. Prendete una padella antiaderente e mettetela a fuoco medio, aggiungete il burro e fatelo sciogliere
3. Versare il composto di uova e cuocere per 30 secondi
4. Spalmare le fette di salame su metà del mix di uova e coprire con formaggio, pomodori, fette di basilico
5. Condire con sale e pepe secondo il proprio gusto
6. Cuocere per 2 minuti e piegare l'uovo con la metà vuota
7. Coprire e cuocere a BASSO per 1 minuto
8. Servire e godere!

Nutrizione:

- Calorie: 451
- Grasso: 36g
- Carboidrati: 3g
- Proteine:33g

Frullato di yogurt e cavolo riccio

Porzioni: 1
Tempo di preparazione: 10 minuti
Ingredienti:

- 1 tazza di yogurt al latte intero
- 1 tazza di cavoli verdi
- 1 confezione di stevia
- 1 cucchiaio di olio MCT
- 1 cucchiaio di semi di girasole
- 1 tazza di acqua

Indicazioni:

1. Aggiungere gli ingredienti elencati al frullatore
2. Frullare fino ad ottenere una consistenza liscia e cremosa
3. Servite fresco e godetevi!

Nutrizione:
Calorie: 329
Grasso: 26g
Carboidrati: 15g
Proteine: 11g

Wrap di pancetta e pollo all'aglio

Tempo di preparazione: 15 minuti

Tempo di cottura: 10 minuti

Porzioni: 4

Ingredienti

- 1 filetto di pollo, tagliato a piccoli cubetti
- 8-9 fette sottili di pancetta, tagliate a cubetti
- 6 spicchi d'aglio, tritati

Indicazioni:

1. Preriscaldare il forno a 400 gradi F
2. Foderare una teglia con un foglio di alluminio
3. Aggiungere l'aglio tritato in una ciotola e strofinare ogni pezzo di pollo con esso
4. Avvolgere un pezzo di pancetta intorno ad ogni boccone di pollo all'aglio
5. Fissare con uno stuzzicadenti
6. Trasferire i bocconcini sulla teglia, mantenendo un po' di spazio tra di loro
7. Infornare per circa 15-20 minuti fino a quando non diventa croccante
8. Servire e godere!

Nutrizione:

- Calorie: 260
- Grasso: 19g
- Carboidrati: 5g
- Proteine: 22g

Piatto di pollo alla griglia

Tempo di preparazione: 5 minuti
Tempo di cottura: 10 minuti
Porzioni: 6
Ingredienti

- 3 grandi petti di pollo, tagliati a metà nel senso della lunghezza
- 10 once di spinaci, congelati e scolati
- 3 once di mozzarella, parzialmente scremata
- 1/2 tazza di peperoni rossi arrostiti, tagliati a strisce lunghe
- 1 cucchiaino di olio d'oliva
- 2 spicchi d'aglio, tritati
- Sale e pepe come necessario

Indicazioni:
1. Preriscaldare il forno a 400 gradi Fahrenheit
2. Affettare 3 petti di pollo nel senso della lunghezza
3. Prendere una padella antiaderente e ungerla con spray da cucina
4. Cuocere per 2-3 minuti per lato
5. Prendere un'altra padella e cuocere gli spinaci e l'aglio nell'olio per 3 minuti
6. Disporre il pollo su una teglia da forno e coprirlo con spinaci, peperoni arrostiti e mozzarella
7. Cuocere fino a quando il formaggio si è sciolto
8. Buon divertimento!

Nutrizione:
Calorie: 195
Grasso: 7g
Carboidrati netti: 3g
Proteine: 30g

Petto di pollo al prezzemolo

Tempo di preparazione: 10 minuti
Tempo di cottura: 40 minuti
Porzioni: 4
Ingredienti

- 1 cucchiaio di prezzemolo secco
- 1 cucchiaio di basilico secco
- 4 metà del petto di pollo, senza pelle e senza ossa
- 1/2 cucchiaino di sale
- 1/2 cucchiaino di fiocchi di pepe rosso, schiacciati
- 2 pomodori, affettati

Indicazioni:
1. Preriscaldare il forno a 350 gradi F
2. Prendete una teglia 9x13 pollici e ungetela con uno spray da cucina
3. Cospargere 1 cucchiaio di prezzemolo, 1 cucchiaino di basilico e distribuire il composto sulla vostra teglia
4. Disporre le metà del petto di pollo sul piatto e cospargere le fette di aglio
5. Prendere una piccola ciotola e aggiungere 1 cucchiaino di prezzemolo, 1 cucchiaino di basilico, sale, basilico, pepe rosso e mescolare bene. Versare il composto sul petto di pollo
6. Coprire con fette di pomodoro e coprire, infornare per 25 minuti
7. Togliere il coperchio e cuocere per altri 15 minuti
8. Servire e godere!

Nutrizione:
Calorie: 150
Grasso: 4g

Carboidrati: 4g
Proteine: 25g

Pollo alla senape

Tempo di preparazione: 10 minuti
Tempo di cottura: 40 minuti
Porzioni: 4
Ingredienti

- 4 petti di pollo
- 1/2 tazza di brodo di pollo
- 3-4 cucchiai di senape
- 3 cucchiai di olio d'oliva
- 1 cucchiaino di paprika
- 1 cucchiaino di peperoncino in polvere
- 1 cucchiaino di aglio in polvere

Indicazioni:

1. Prendete una piccola ciotola e mescolate la senape, l'olio d'oliva, la paprika, il brodo di pollo, l'aglio in polvere, il brodo di pollo e il peperoncino
2. Aggiungere il petto di pollo e marinare per 30 minuti
3. Prendere una teglia foderata e disporre il pollo
4. Cuocere per.35 minuti a 375 gradi Fahrenheit
5. Servire e godere!

Nutrizione:
Calorie: 531
Grasso: 23g
Carboidrati: 10g
Proteine: 64g

Pollo al balsamico

Tempo di preparazione: 10 minuti
Tempo di cottura: 25 minuti
Porzioni: 6
Ingredienti

- 6 metà del petto di pollo, senza pelle e senza ossa
- 1 cucchiaino di sale all'aglio
- Pepe nero macinato
- 2 cucchiai di olio d'oliva
- 1 cipolla, tagliata sottile
- 14 e 1/2 once di pomodori, tagliati a dadini
- 1/2 tazza di aceto balsamico
- 1 cucchiaino di basilico secco
- 1 cucchiaino di origano secco
- 1 cucchiaino di rosmarino secco
- 1/2 cucchiaino di timo secco

Indicazioni:

1. Condire accuratamente entrambi i lati dei petti di pollo con pepe e sale all'aglio
2. Prendere una padella e metterla a fuoco medio
3. Aggiungere un po' d'olio e cuocere il pollo condito per 3-4 minuti per lato fino a quando i petti sono ben rosolati
4. Aggiungere un po' di cipolla e cuocere per altri 3-4 minuti fino a quando le cipolle sono rosolate
5. Versare i pomodori tagliati a dadini e l'aceto balsamico sul pollo e condire con un po' di rosmarino, basilico, timo e rosmarino
6. Far sobbollire il pollo per circa 15 minuti finché non è più rosa

7. Prendere un termometro a lettura istantanea e controllare se la temperatura interna dà una lettura di 165 gradi Fahrenheit
8. Se sì, allora sei pronto a partire!

Nutrizione:
Calorie: 196
Grasso: 7g
Carboidrati: 7g
Proteine: 23g

Petto di pollo greco

Tempo di preparazione: 10 minuti
Tempo di cottura: 25 minuti
Porzioni: 4
Ingredienti

- 4 metà del petto di pollo, senza pelle e senza ossa
- 1 tazza di olio extravergine d'oliva
- 1 limone, spremuto
- 2 cucchiaini di aglio, schiacciato
- 1 cucchiaino e 1/2 di pepe nero
- 1/3 di cucchiaino di paprika

Indicazioni:
1. Tagliare 3 fessure nel petto di pollo
2. Prendere una piccola ciotola e sbattere in olio d'oliva, sale, succo di limone, aglio, paprika, pepe e sbattere per 30 secondi
3. Mettere il pollo in una grande ciotola e versare la marinata
4. Strofinare la marinata su tutta la superficie usando la mano
5. Refrigerare durante la notte
6. Preriscaldare la griglia a fuoco medio e oliare la griglia
7. Cuocere il pollo sulla griglia finché il centro non è più rosa
8. Servire e godere!

Nutrizione:
Calorie: 644
Grasso: 57g
Carboidrati: 2g
Proteine: 27g

Pollo con lattuga al chipotle

Tempo di preparazione: 10 minuti
Tempo di cottura: 25 minuti
Porzioni: 6
Ingredienti

- 1 libbra di petto di pollo, tagliato a strisce
- Spruzzata di olio d'oliva
- 1 cipolla rossa, affettata finemente
- 14 once di pomodori
- 1 cucchiaino di chipotle, tritato
- 1/2 cucchiaino di cumino
- Pizzico di zucchero
- Lattuga come necessario
- Foglie di coriandolo fresco
- Peperoncini Jalapeno, affettati
- Fette di pomodoro fresco per guarnire
- Spicchi di lime

Indicazioni:
1. Prendere una padella antiaderente e metterla a fuoco medio
2. Aggiungere l'olio e riscaldarlo
3. Aggiungere il pollo e cuocere fino a doratura
4. Tenere il pollo da parte
5. Aggiungere i pomodori, lo zucchero, il chipotle, il cumino nella stessa padella e cuocere a fuoco lento per 25 minuti fino ad ottenere una bella salsa
6. Aggiungere il pollo nella salsa e cuocere per 5 minuti
7. Trasferire la miscela in un altro luogo
8. Usare le fasce di lattuga per prendere una porzione del composto e servire con una spruzzata di limone
9. Buon divertimento!

Nutrizione:
Calorie: 332
Grasso: 15g
Carboidrati: 13g
Proteine: 34g

Elegante involucro di pollo e pancetta

Tempo di preparazione: 5 minuti
Tempo di cottura: 50 minuti
Porzioni: 3
Ingredienti

- 8 once di petto di pollo magro
- 6 fette di pancetta
- 3 once di formaggio sminuzzato
- 4 fette di prosciutto

- Indicazioni:

1. Tagliare il petto di pollo in porzioni da mordere
2. Trasferire il formaggio sminuzzato sulle fette di prosciutto
3. Arrotolare il petto di pollo e le fette di prosciutto nelle fette di pancetta
4. Prendere una padella e metterla a fuoco medio
5. Aggiungere l'olio d'oliva e rosolare la pancetta per un po'.
6. Togliete i rotoli e trasferiteli nel vostro forno
7. Cuocere per 45 minuti a 325 gradi F
8. Servire e godere!

Nutrizione:
Calorie: 275
Grasso: 11g
Carboidrati: 0.5g
Proteine: 40g

Frittelle sane di ricotta

Tempo di preparazione: 10 minuti
Tempo di cottura: 15
Porzioni: 1
Ingredienti:

- 1/2 tazza di ricotta (a basso contenuto di grassi)

- 1/3 di tazza (circa 2 albumi) Albume d'uovo

- ¼ di tazza di avena

- 1 cucchiaino di estratto di vaniglia

- Olio d'oliva spray da cucina

- 1 cucchiaio di Stevia (cruda)

- Bacche o marmellata senza zucchero (opzionale)

Indicazioni:

1. Iniziate prendendo un frullatore per alimenti e aggiungendo i bianchi d'uovo e la ricotta. Aggiungere anche l'estratto di vaniglia, un pizzico di stevia e l'avena. Palpare fino a quando la consistenza è ben liscia.

2. Prendete una padella antiaderente e oliatela bene con lo spray da cucina. Posizionare la padella a fuoco basso.

3. Dopo averla riscaldata, prelevare metà della pastella e versarla sulla padella. Cuocere per circa 21/2 minuti su ogni lato.

4. Posizionare le frittelle cotte su un piatto da portata e coprire con marmellata senza zucchero o bacche.

Nutrizione: Calorie: 205 calorie per porzione Grasso - 1.5 g, Proteine - 24.5 g, Carboidrati - 19 g

Toast di avocado e limone

Tempo di preparazione: 10 minuti
Tempo di cottura: 13 minuti
Porzioni: 2
Ingredienti:

- Pane integrale - 2 fette

- Coriandolo fresco (tritato) - 2 cucchiai

- Scorza di limone - ¼ di cucchiaino

- Sale marino fino - 1 pizzico

Indicazioni:

1. Iniziare con una ciotola di medie dimensioni e aggiungere l'avocado. Usate una forchetta per schiacciarlo bene.

2. Poi, aggiungere il coriandolo, la scorza di limone, il succo di limone, il sale marino e il pepe di cayenna. Mescolate bene fino a quando non sono combinati.

3. Tostare le fette di pane in un tostapane fino a doratura. Dovrebbero volerci circa 3 minuti.

4. Ricoprite le fette di pane tostate con il composto di avocado e finite irrorando con i semi di chia.

Nutrizione:

- Calorie: 72 calorie per porzione

- Proteina - 3,6 g

- Avocado - 1/2

- Succo di limone fresco - 1 cucchiaino

- Pepe di Caienna - 1 pizzico

- Semi di chia - ¼ di cucchiaino

- Grasso - 1,2 g

- Carboidrati - 11,6 g

Uova al forno sane

Tempo di preparazione: 10 minuti
Tempo di cottura: 1 ora
Porzioni: 6
Ingredienti:

- Olio d'oliva - 1 cucchiaio

- Aglio - 2 spicchi

- Uova - 8 grandi

- Sale marino - 1/2 cucchiaino

- Mozzarella sminuzzata (medio-grasso) - 3 tazze

- Olio d'oliva spray

- Cipolla (tritata) - 1 media

- Foglie di spinaci - 8 once

- Metà e metà - 1 tazza

- Pepe nero - 1 cucchiaino

- Formaggio Feta - 1/2 tazza

Indicazioni:

1. Cominciate a scaldare il forno a 375F.

2. Prendete una teglia di vetro e ungetela con uno spray all'olio d'oliva. Disporre da parte.

3. Ora prendete una padella antiaderente e versate l'olio d'oliva. Posizionare la padella sul fuoco e lasciarla riscaldare.

4. Subito dopo aver finito, buttate dentro l'aglio, gli spinaci e la cipolla. Preparare per circa 5 minuti. Disporre da parte.

5. Ora potete prendere una grande ciotola e aggiungere la metà, le uova, il pepe e il sale. Sbattere accuratamente per combinare.

6. Mettere il formaggio feta e la mozzarella tritata (riservare 1/2 tazza di mozzarella per dopo).

7. Mettere il composto di uova e gli spinaci preparati nella teglia di vetro preparata. Mescolate bene per combinare. Versare sopra il formaggio riservato.

8. Cuocere il mix di uova per circa 45 minuti.

9. Estrarre la teglia dal forno e lasciarla riposare per 10 minuti.

10. Tagliare a dadini e servire!

Nutrizione:
Calorie: 323 calorie per porzione
Grasso - 22,3 g
Proteina - 22,6 g
Carboidrati - 7,9 g

Farina d'avena rapida a basso contenuto di carbonio

Tempo di preparazione: 10 minuti
Tempo di cottura: 15 minuti

Porzioni: 2
Ingredienti:

- Farina di mandorle - 1/2 tazza

- Farina di lino - 2 cucchiai

- Cannella (terra) - 1 cucchiaino

- Latte di mandorla (non zuccherato) - 11/2 tazze

- Sale - secondo il gusto

- Semi di chia - 2 cucchiai

- Stevia liquida - 10 - 15 gocce

- Estratto di vaniglia - 1 cucchiaino

Indicazioni:

1. Iniziate prendendo una grande ciotola e aggiungendo la farina di cocco, la farina di mandorle, la cannella macinata, i semi di lino in polvere e i semi di chia. Mescolare bene per combinare.

2. Posizionare una pentola a fuoco basso e aggiungere gli ingredienti secchi. Aggiungere anche la stevia liquida, l'estratto di vaniglia e il latte di mandorla. Mescolare bene per combinare.

3. Preparare la farina e il latte di mandorla per circa 4 minuti. Aggiungere il sale se necessario.

4. Spostare la farina d'avena in una ciotola di servizio e aggiungere noci, semi e bacche pure e ordinate.

Nutrizione:
Calorie: calorie per porzione
Proteina - 11,7 g
Grasso - 24,3 g
Carboidrati - 16,7 g

Tofu e verdure strapazzate

Tempo di preparazione: 10 minuti
Tempo di cottura: 15 minuti
Porzioni: 2
Ingredienti:

- Tofu sodo (scolato) - 16 once

- Sale marino - 1/2 cucchiaino

- Aglio in polvere - 1 cucchiaino

- Coriandolo fresco - per guarnire

- Cipolla rossa - 1/2 media

- Cumino in polvere - 1 cucchiaino

- Succo di limone - per la guarnizione

- Peperone verde - 1 medio

- Aglio in polvere - 1 cucchiaino

- Coriandolo fresco - per guarnire

- Cipolla rossa - 1/2 media

- Cumino in polvere - 1 cucchiaino

- Succo di limone - per la guarnizione

Indicazioni:

1. Cominciate a preparare gli ingredienti. Per questo, dovete estrarre i semi del pomodoro e del peperone verde. Sminuzzare la cipolla, il peperone e il pomodoro in piccoli cubetti.

2. Prendi una piccola ciotola e posiziona il tofu abbastanza duro al suo interno. Usare le mani per rompere il tofu abbastanza duro. Disporre da parte.

3. Prendi una padella antiaderente e aggiungi la cipolla, il pomodoro e il peperone. Mescolare e cuocere per circa 3 minuti.

4. Mettere il tofu sbriciolato un po' duro nella padella e combinare bene.

5. Prendi una piccola ciotola e metti l'acqua, la curcuma, l'aglio in polvere, il cumino in polvere e il peperoncino in polvere. Amalgamare bene e versare il tutto sul composto di tofu e verdure.

6. Lasciare cuocere il tofu e il crumble di verdure con il condimento per 5 minuti. Mescolare continuamente in modo che la padella non trattenga gli ingredienti.

Irrorare il tofu strapazzato con i fiocchi di peperoncino e il sale. Combinare bene.

7. Trasferite lo scramble preparato in una ciotola di servizio e dategli una spruzzata adeguata di succo di limone.

8. Completare guarnendo con coriandolo puro e pulito. Servire caldo!

Informazioni nutrizionali:
Calorie: 238 calorie per porzione
Carboidrati - 16,6 g
Grasso - 11 g

Colazione Smoothie Bowl con bacche fresche

Tempo di preparazione: 10 minuti
Tempo di cottura: 5 minuti
Porzioni: 2
Ingredienti:

- Latte di mandorla (non zuccherato) - 1/2 tazza

- Psyllium husk in polvere - 1/2 cucchiaino

- Fragole (tritate) - 2 once

- Olio di cocco - 1 cucchiaio da tavola

- Ghiaccio tritato - 3 tazze

- Stevia liquida - da 5 a 10 gocce

- Proteina di pisello in polvere - 1/3 di tazza

Indicazioni:

1. Iniziare prendendo un frullatore e aggiungendo i cubetti di ghiaccio schiacciati. Lasciarli riposare per circa 30 secondi.

2. Poi mettete il latte di mandorla, le fragole tagliuzzate, le proteine di pisello in polvere, la polvere di buccia di psyllium, l'olio di cocco e la stevia liquida. Frullare bene fino ad ottenere una purea liscia e cremosa.

3. Versare il frullato preparato in 2 bicchieri.

4. Coprire con scaglie di cocco e fragole pure e ordinate.

Nutrizione:

Calorie: 166 calorie per porzione
Grasso - 9,2 g
Carboidrati - 4,1 g
Proteina - 17,6 g

Budino di chia e cocco

Tempo di preparazione: 10 minuti
Tempo di cottura: 5 minuti
Porzioni: 2
Ingredienti:

- Latte di cocco leggero - 7 once

- Stevia liquida - da 3 a 4 gocce

- Kiwi - 1

- Semi di chia - ¼ di tazza

- Clementina - 1

- Cocco tagliuzzato (non zuccherato)

Indicazioni:

1. Cominciate a prendere una ciotola e mettete il latte di cocco leggero. Mettere la stevia liquida per addolcire il latte. Combinare bene.

2. Mettete i semi di chia nel latte e sbattete fino a che non siano ben combinati. Disporre da parte.

3. Raschiare la clementina ed estrarre con cura la pelle dagli spicchi. Lasciare da parte.

4. Inoltre, raschiate il kiwi e tagliatelo a dadini.

5. Prendi un vaso di vetro e raccogli il budino. Per questo, posiziona la frutta sul fondo del vaso; poi metti una cucchiaiata di budino di chia. Poi spruzza la frutta e poi metti un altro strato di budino di chia.

6. Finalizzare guarnendo con il resto della frutta e il cocco tritato.

Nutrizione:

Calorie: 201 calorie per porzione

Proteina - 5,4 g

Grasso - 10 g

Carboidrati - 22,8 g

Sauté di pomodori e zucchine

Tempo di preparazione: 10 minuti
Tempo di cottura: 43 minuti
Porzioni: 6
Ingredienti:

- Olio vegetale - 1 cucchiaio da tavola

- Pomodori (tritati) - 2

- Peperone verde (tritato) - 1

- Pepe nero (appena macinato) - secondo il gusto

- Cipolla (affettata) - 1

- Zucchine (sbucciate) - 2 libbre e tagliate a fette spesse 1 pollice

- Sale - secondo il gusto

- Riso bianco non cotto - ¼ di tazza

Indicazioni:

1. Cominciate a prendere una padella antiaderente e mettetela a fuoco basso. Versare l'olio e lasciarlo riscaldare.

Mettere le cipolle e soffriggere per circa 3 minuti.

2. Poi versare le zucchine e i peperoni verdi. Mescolare bene e speziare con pepe nero e sale.

3. Ridurre il fuoco e coprire la padella con un coperchio. Lasciare cuocere le verdure a fuoco lento per 5 minuti.

4. Nel frattempo, mettete l'acqua e il riso. Rimettete il coperchio e cuocete a fuoco basso per 20 minuti.

Nutrizione:
Calorie: 94 calorie per porzione
Grasso - 2,8 g
Proteina - 3,2 g
Carboidrati - 16,1 g

Cavolo al vapore con condimento mediterraneo

Tempo di preparazione: 10 minuti
Tempo di cottura: 25 minuti
Porzioni: 6
Ingredienti:

- Cavolo (tritato) - 12 tazze

- Olio d'oliva - 1 cucchiaio

- Salsa di soia - 1 cucchiaino

- Pepe (appena macinato) - secondo il gusto

- Succo di limone - 2 cucchiai

- Aglio (tritato) - 1 cucchiaio da tavola

- Sale - secondo il gusto

Indicazioni:

1. Prendi una vaporiera a gas o una vaporiera elettrica e riempi la pentola di fondo con acqua. Se si utilizza una vaporiera a gas, posizionatela a fuoco alto. Utilizzando una vaporiera elettrica, posizionatela sull'impostazione più alta.

2. Immediatamente l'acqua arriva ad ebollizione, mettete il cavolo tagliuzzato e coprite con un coperchio. Far bollire per circa 8 minuti. A questo punto il cavolo dovrebbe essere tenero.

3. Mentre il cavolo bolle, prendete una grande ciotola e mettete l'olio d'oliva, il succo di limone, la salsa di soia, l'aglio, il pepe e il sale. Sbattere bene per mescolare.

4. Ora gettate il cavolo cotto a vapore e racchiudetelo con cura nel condimento. Assicuratevi che il cavolo sia ben ricoperto.

5. Servire finché è caldo!

Nutrizione:
Calorie: 91 calorie per porzione
Grasso - 3,5 g
Proteina - 4,6 g
Carboidrati - 14,5 g

Muffin sani alla carota

Tempo di preparazione: 10 minuti
Tempo di cottura: 40 minuti
Porzioni: 8
Ingredienti:
Ingredienti secchi

- Amido di tapioca - ¼ di tazza

- Bicarbonato di sodio - 1 cucchiaino

- Cannella - 1 cucchiaio da tavola

- Chiodi di garofano - ¼ di cucchiaino

- Ingredienti umidi

- Estratto di vaniglia - 1 cucchiaino

- Acqua - 11/2 tazze

- Carote (tagliuzzate) - 11/2 tazze

- Farina di mandorle - 1¾ tazze

- Dolcificante granulato di scelta - 1/2 tazza

- Lievito in polvere - 1 cucchiaino

- Noce moscata - 1 cucchiaino

- Sale - 1 cucchiaino

- Olio di cocco - 1/3 di tazza

- Farina di lino - 4 cucchiai

- Banana (schiacciata) - 1 media

Indicazioni:

1. Cominciate a scaldare il forno a 350F.

2. Prendete un vassoio per muffin e posizionate dei pirottini di carta in tutti gli stampi. Sistemare da parte.

3. Prendi una piccola ciotola di vetro e metti mezza tazza d'acqua e la farina di lino. Lasciate riposare il tutto per circa 5 minuti. Il tuo uovo di lino è preparato.

4. Prendete una grande ciotola e mettete la farina di mandorle, l'amido di tapioca, lo zucchero semolato, il bicarbonato, il lievito, la cannella, la noce moscata, i chiodi di garofano e il sale. Mescolare bene per combinare.

5. Formare un pozzo nel mezzo della miscela di farina e versare l'olio di cocco, l'estratto di vaniglia e l'uovo di lino. Mescolare bene per conformare un impasto molliccio.

Poi mettete le carote tritate e la banana schiacciata. Mescolare fino a che non sia ben amalgamato.

6. Usare un cucchiaio per prelevare una quantità uguale di miscela in 8 tazze da muffin.

7. Posizionare la teglia per muffin nel forno e lasciarla cuocere per circa 40 minuti.

8. Estrarre il vassoio dal microonde e lasciare riposare i muffin per circa 10 minuti.

---

9. Estrarre i pirottini per muffin dal vassoio e lasciarli raffreddare fino a quando non raggiungono il grado di calore e freddezza della stanza.

10. Servire e godere!

Nutrizione:
Calorie: 189 calorie per porzione
Grasso - 13,9 g
Proteina - 3,8 g
Carboidrati - 17,3 g

Tagliatelle di verdure saltate in padella

Tempo di preparazione: 10 minuti
Tempo di cottura: 40 minuti
Porzioni: 4
Ingredienti:

- Patata dolce bianca - 1 libbra

- Zucchine - 8 once

- Aglio a spicchi (tritato finemente) - 2 grandi

- Brodo vegetale - 2 cucchiai

- Sale - secondo il gusto

- Carote - 8 once

- Scalogno (tritato finemente) - 1

- Peperoncino rosso (tritato finemente) - 1

- Olio d'oliva - 1 cucchiaio

- Pepe - secondo il gusto

Indicazioni:

1. Iniziare raschiando le carote e la patata dolce. Fare Usare uno spiralizzatore per fare dei noodles con la patata dolce e le carote.

2. Sciacquare bene le zucchine e spiralizzare anche queste.

3. Prendete una grande padella e posizionatela su una fiamma alta. Versare il brodo vegetale e lasciarlo bollire.

4. Aggiungere la patata dolce spiralizzata e le carote. Poi mettete il peperoncino, l'aglio e lo scalogno. Mescolare il tutto con le pinze e cuocere per alcuni minuti.

5. Trasferire le tagliatelle di verdure in un piatto da portata e condirle generosamente con pepe e sale.

6. Terminare spruzzando olio d'oliva sui noodles. Servire caldo!

Nutrizione:
Calorie: 169 calorie per porzione
Grasso - 3,7 g
Proteina - 3,6 g
Carboidrati - 31,2 g

Barrette da colazione ai frutti di bosco

Tempo di preparazione: 10 minuti
Tempo di cottura: 25 minuti
Porzioni: 12
Ingredienti:

- 2 tazze di lamponi o mirtilli freschi

- 2 cucchiai di zucchero

- 2 cucchiai di succo di limone appena spremuto

- 1 cucchiaio di amido di mais

- 11/2 tazze di avena arrotolata

- 1/2 tazza di farina integrale

- 1/2 tazza di noci

- ¼ di tazza di semi di chia

- ¼ di tazza di olio extravergine d'oliva

- ¼ di tazza di miele

- 1 uovo grande

Indicazioni:
1. Preriscaldare il forno a 350f.
2. In una piccola casseruola a fuoco medio, mescolare insieme le bacche, lo zucchero, il succo di limone e l'amido di mais. Portare a ebollizione. Ridurre il fuoco e cuocere a fuoco lento per 2 o 3 minuti, fino a quando la miscela si addensa.

3. In un robot da cucina o in un frullatore ad alta velocità, combinare l'avena, la farina, le noci e i semi di chia. Lavorare fino a ridurli in polvere. Aggiungere l'olio d'oliva, il miele e l'uovo. Pulse un paio di volte ancora, fino a quando ben combinato. Premere metà del composto in una teglia quadrata da 9 pollici.

4. Distribuire il ripieno di bacche sul composto di avena. Aggiungere il restante composto di avena sopra le bacche. Cuocere per 25 minuti, fino a doratura.

5. Lasciare raffreddare completamente, tagliare in 12 pezzi e servire. Conservare in un contenitore coperto per un massimo di 5 giorni.

Nutrizione: calorie: 201; grassi totali: 10g; grassi saturi: 1g; proteine: 5g; carboidrati: 26g; zucchero: 9g; fibre: 5g; colesterolo: 16mg; sodio: 8mg

30 minuti o meno - senza noci - vegetariano

Biscotti integrali per la colazione

Tempo di preparazione: 20 minuti
Tempo di cottura: 10 minuti
Porzioni: 18 biscotti
Ingredienti:

- 2 tazze di avena arrotolata

- 1/2 tazza di farina integrale

- ¼ di tazza di semi di lino macinati

- 1 cucchiaino di lievito in polvere

- 1 tazza di succo di mela non zuccherato

- 2 uova grandi

- 2 cucchiai di olio vegetale

- 2 cucchiaini di estratto di vaniglia

- 1 cucchiaino di cannella macinata

- 1/2 tazza di ciliegie secche

- ¼ di tazza di cocco frantumato non zuccherato

- 2 once di cioccolato fondente, tritato

Indicazioni:
1. Preriscaldare il forno a 350f.
2. In una grande ciotola, unire l'avena, la farina, i semi di lino e il lievito. Mescolare bene per mescolare.
3. In una ciotola media, sbattere la salsa di mele, le uova, l'olio vegetale, la vaniglia e la cannella. Versare la miscela umida nella miscela asciutta e mescolare fino a quando non è appena combinata.

4. Aggiungere le ciliegie, il cocco e il cioccolato. Lasciare cadere palline di pasta della grandezza di un cucchiaio su una teglia da forno. Infornare per 10-12 minuti, fino a doratura e cottura.

5. Lasciare raffreddare per circa 3 minuti, rimuovere dalla teglia e raffreddare completamente prima di servire. Conservare in un contenitore ermetico per un massimo di 1 settimana.

Nutrizione: calorie: 136; grassi totali: 7g; grassi saturi: 3g; proteine: 4g; carboidrati: 14g; zucchero: 4g; fibre: 3g; colesterolo: 21mg; sodio: 11mg

Torta da colazione ai mirtilli

Tempo di preparazione: 15 minuti
Tempo di cottura: 45 minuti
Porzioni: 12
Ingredienti:
Per il condimento

- ¼ di tazza di noci tritate finemente

- 1/2 cucchiaino di cannella macinata

- 2 cucchiai di burro, tagliato in piccoli pezzi

- 2 cucchiai di zucchero

Per la torta

- Spray da cucina antiaderente

- 1 tazza di farina di pasta integrale

- 1 tazza di farina d'avena

- ¼ di tazza di zucchero

- 2 cucchiaini di lievito in polvere

- 1 uovo grande, sbattuto

- 1/2 tazza di latte scremato

- 2 cucchiai di burro fuso

- 1 cucchiaino di buccia di limone grattugiata

- 2 tazze di mirtilli freschi o congelati

Indicazioni:
Per fare il topping

In una piccola ciotola, mescolate insieme le noci, la cannella, il burro e lo zucchero. Mettere da parte.

Per fare la torta

1. Preriscaldare il forno a 350f. Spruzzare una teglia quadrata da 9 pollici con spray da cucina. Mettere da parte.

2. In una grande ciotola, mescolate insieme la farina di pasta, la farina d'avena, lo zucchero e il lievito.

3. Aggiungere l'uovo, il latte, il burro e la buccia di limone e mescolare fino a quando non ci sono punti asciutti.

4. Aggiungere i mirtilli e mescolare delicatamente fino ad incorporarli. Premere la pastella nella teglia preparata, usando un cucchiaio per appiattirla nel piatto.

5. Cospargere il topping sulla torta.

6. Cuocere per 40-45 minuti, fino a quando uno stuzzicadenti inserito nella torta ne esce pulito, e servire.

Nutrizione: calorie: 177; grassi totali: 7g; grassi saturi: 3g; proteine: 4g; carboidrati: 26g; zucchero: 9g; fibre: 3g; colesterolo: 26mg; sodio: 39mg

Frittelle integrali

Tempo di preparazione: 10 minuti
Tempo di cottura: 15 minuti
Porzioni: 4 a 6
Ingredienti:

- 2 tazze di farina di pasta integrale

- 4 cucchiaini di lievito in polvere

- 2 cucchiaini di cannella macinata

- 1/2 cucchiaino di sale

- 2 tazze di latte scremato, più altro se necessario

- 2 uova grandi

- 1 cucchiaio di miele

- Spray da cucina antiaderente

- Sciroppo d'acero, per servire

- Frutta fresca, per servire

Indicazioni:
1. In una grande ciotola, mescolate insieme la farina, il lievito, la cannella e il sale.
2. Aggiungere il latte, le uova e il miele e mescolare bene per combinare. Se necessario, aggiungere altro latte, 1 cucchiaio alla volta, finché non ci sono punti asciutti e si ha una pastella colabile.
3. Scaldare una grande padella a fuoco medio-alto e spruzzarla con spray da cucina.

4. Usando un misurino da ¼ di tazza, mettere 2 o 3 frittelle nella padella alla volta. Cuocere per un paio di minuti, finché non si formano delle bolle sulla superficie delle frittelle, girarle e cuocerle per altri 1-2 minuti, finché sono dorate e cotte. Ripetere con la pastella rimanente.
5. Servire condito con sciroppo d'acero o frutta fresca.

Nutrizione: calorie: 392; grassi totali: 4g; grassi saturi: 1g; proteine: 15g; carboidrati: 71g; zucchero: 11g; fibre: 9g; colesterolo: 95mg; sodio: 396mg

Ciotola per la colazione a base di germogli di grano saraceno

Tempo di preparazione: 5 minuti, più una notte di ammollo
Tempo di cottura: da 10 a 12 minuti
Porzioni: 4
Ingredienti:

- 3 tazze di latte scremato

- 1 tazza di grano saraceno

- ¼ di tazza di semi di chia

- 2 cucchiaini di estratto di vaniglia

- 1/2 cucchiaino di cannella macinata

- Pizzico di sale

- 1 tazza di acqua

- 1/2 tazza di pistacchi non salati

- 2 tazze di fragole fresche affettate

- ¼ di tazza di cacao in grani (opzionale)

Indicazioni:
1. In una grande ciotola, mescolate insieme il latte, le semole, i semi di chia, la vaniglia, la cannella e il sale. Coprire e mettere in frigo per una notte.
2. La mattina seguente, trasferire il composto ammollato in una pentola media e aggiungere l'acqua. Portare a ebollizione a fuoco medio-alto, ridurre il fuoco per mantenere un sobbollire, e cuocere per 10-12 minuti, fino a quando il grano saraceno è tenero e addensato.

3. Trasferire in ciotole e servire, sormontato con i pistacchi, le fragole e le punte di cacao (se si usa).

Nutrizione: calorie: 340; grassi totali: 8g; grassi saturi: 1g; proteine: 15g; carboidrati: 52g; zucchero: 14g; fibre: 10g; colesterolo: 4mg; sodio: 140mg

Muesli alla pesca cotto al forno

Tempo di preparazione: 10 minuti
Tempo di cottura: 40 minuti
Porzioni: 8
Ingredienti:

- Spray da cucina antiaderente

- 2 tazze di latte scremato

- 11/2 tazze di avena arrotolata

- 1/2 tazza di noci tritate

- 1 uovo grande

- 2 cucchiai di sciroppo d'acero

- 1 cucchiaino di cannella macinata

- 1 cucchiaino di lievito in polvere

- 1/2 cucchiaino di sale

- 2 o 3 pesche, affettate

Indicazioni:
1. Preriscaldare il forno a 375f. Spruzzare una teglia quadrata da 9 pollici con spray da cucina. Mettere da parte.

2. In una grande ciotola, mescolate insieme il latte, l'avena, le noci, l'uovo, lo sciroppo d'acero, la cannella, il lievito e il sale. Distribuire metà del composto nella teglia preparata.

3. Disporre la metà delle pesche in un solo strato sul composto di avena.

4. Distribuire la miscela di avena rimanente sulla parte superiore. Aggiungere le pesche rimanenti in uno strato sottile sopra l'avena. Cuocere per 35-40 minuti, scoperto, fino a quando si è addensato e rosolato.

5. Tagliare in 8 quadrati e servire caldo.

Nutrizione: calorie: 138; grassi totali: 3g; grassi saturi: 1g; proteine: 6g; carboidrati: 22g; zucchero: 10g; fibre: 3g; colesterolo: 24mg; sodio: 191mg

Ciotola di farina d'avena con frutta e noci

Tempo di preparazione: 5 minuti
Tempo di cottura: 20 minuti
Porzioni: 4
Ingredienti:

- 1 tazza di avena tagliata in acciaio

- 2 tazze di latte di mandorla

- ¾ di tazza d'acqua

- 1 cucchiaino di cannella macinata

- ¼ di cucchiaino di sale

- 2 tazze di frutta fresca tritata, come mirtilli, fragole, lamponi o pesche

- 1/2 tazza di noci tritate

- ¼ di tazza di semi di chia

Indicazioni:
1. In una casseruola media a fuoco medio-alto, unire l'avena, il latte di mandorla, l'acqua, la cannella e il sale. Portare a ebollizione, ridurre il fuoco al minimo e cuocere a fuoco lento per 15-20 minuti, fino a quando l'avena si è ammorbidita e addensata.
2. Coprire ogni ciotola con 1/2 tazza di frutta fresca, 2 cucchiai di noci e 1 cucchiaio di semi di chia prima di servire.
Nutrizione: calorie: 288; grassi totali: 11g; grassi saturi: 1g; proteine: 10g; carboidrati: 38g; zucchero: 7g; fibre: 10g; colesterolo: 0mg; sodio: 329mg

Pancake dutch baby integrale

Tempo di preparazione: 5 minuti
Tempo di cottura: 25 minuti
Porzioni: 4
Ingredienti:

- 2 cucchiai di olio di cocco

- 1/2 tazza di farina integrale

- ¼ di tazza di latte scremato

- 3 uova grandi

- 1 cucchiaino di estratto di vaniglia

- 1/2 cucchiaino di lievito in polvere

- ¼ di cucchiaino di sale

- ¼ di cucchiaino di cannella macinata

- Zucchero a velo, per spolverare

Indicazioni:
1. Preriscaldare il forno a 400f.
2. Mettere l'olio di cocco in una padella media per il forno, e mettere la padella nel forno per sciogliere l'olio mentre si preriscalda.
3. In un frullatore, combinare la farina, il latte, le uova, la vaniglia, il lievito, il sale e la cannella. Lavorare fino ad ottenere un composto omogeneo.
4. Togliere delicatamente la padella dal forno e inclinarla per spargere l'olio in modo uniforme.
5. Versare la pastella nella padella e rimetterla in forno per 23-25 minuti, fino a quando il pancake si gonfia e diventa leggermente marrone.

6. Togliere, spolverare leggermente con zucchero a velo, tagliare in 4 spicchi e servire.

Nutrizione: calorie: 195; grassi totali: 11g; grassi saturi: 7g; proteine: 8g; carboidrati: 16g; zucchero: 1g; fibre: 2g; colesterolo: 140mg; sodio: 209mg

Frittata di funghi, zucchine e cipolle

Tempo di preparazione: 10 minuti
Tempo di cottura: 20 minuti
Porzioni: 4
Ingredienti:

- 1 cucchiaio di olio extravergine d'oliva

- 1/2 cipolla, tritata

- 1 zucchina media, tritata

- 11/2 tazze di funghi affettati

- 6 uova grandi, sbattute

- 2 cucchiai di latte scremato

- Sale

- Pepe nero appena macinato

- 1 oncia di formaggio feta, sbriciolato

Indicazioni:
1. Preriscaldare il forno a 400f.
2. In una padella media da forno a fuoco medio-alto, scaldare l'olio d'oliva.
3. Aggiungere la cipolla e soffriggere da 3 a 5 minuti, fino a quando è traslucida.
4. Aggiungere le zucchine e i funghi, e cuocere per altri 3-5 minuti, fino a quando le verdure sono tenere.
5. Nel frattempo, in una piccola ciotola, sbattere le uova, il latte, il sale e il pepe. Versare il composto nella padella, mescolando per combinare, e trasferire la padella nel forno. Cuocere per 7-9 minuti, fino a quando non si è ambientato.

6. Cospargere con il formaggio feta, e cuocere per 1 o 2 minuti ancora, fino a quando non viene riscaldato.

7. Togliere, tagliare in 4 spicchi e servire.

Nutrizione: calorie: 178; grassi totali: 13g; grassi saturi: 4g; proteine: 12g; carboidrati: 5g; zucchero: 3g; fibre: 1g; colesterolo: 285mg; sodio: 234mg

Quiche di spinaci e formaggio

Tempo di preparazione: 10 minuti, più 10 minuti di riposo
Tempo di cottura: 50 minuti
Porzioni: 4 a 6
Ingredienti:

- Spray da cucina antiaderente

- 8 once di patate yukon gold, tagliuzzate

- 1 cucchiaio più 2 cucchiaini di olio extravergine d'oliva, diviso

- 1 cucchiaino di sale, diviso

- Pepe nero appena macinato

- 1 cipolla, tritata finemente

- 1 (10-ounce) sacchetto di spinaci freschi

- 4 uova grandi

- 1/2 tazza di latte scremato

- 1 oncia di formaggio gruyère, tagliuzzato

Indicazioni:

1. Preriscaldare il forno a 350f. Spruzzare una tortiera da 9 pollici con spray da cucina. Mettere da parte.

2. In una piccola ciotola, mescolare le patate con 2 cucchiaini di olio d'oliva, 1/2 cucchiaino di sale e condire con il pepe. Premere le patate sul fondo e sui lati della tortiera per formare uno strato sottile e uniforme. Infornare per 20 minuti, fino a doratura. Togliere dal forno e mettere da parte a raffreddare.

3. In una grande padella a fuoco medio-alto, scaldare il restante 1 cucchiaio di olio d'oliva.

4. Aggiungere la cipolla e soffriggere da 3 a 5 minuti, fino a quando si ammorbidisce.

5. A manciate, aggiungere gli spinaci, mescolando tra un'aggiunta e l'altra, finché non iniziano ad appassire prima di aggiungerne altri. Cuocere per circa 1 minuto, fino a quando non si cuociono.

6. In una ciotola media, sbattere le uova e il latte. Aggiungere il gruyère e condire con il restante 1/2 cucchiaino di sale e un po' di pepe. Ripiegare le uova negli spinaci. Versare il composto nella tortiera e infornare per 25 minuti, fino a quando le uova si saranno rapprese.

7. Lasciare riposare per 10 minuti prima di servire.

Nutrizione: calorie: 445; grassi totali: 14g; grassi saturi: 4g; proteine: 19g; carboidrati: 68g; zucchero: 6g; fibre: 7g; colesterolo: 193mg; sodio: 773mg

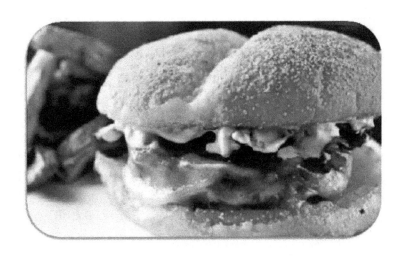

Pranzo

Hamburger di salmone al limone

Tempo di preparazione: 10 minuti

Tempo di cottura: 10 minuti

Porzioni: 4

Ingredienti

- 2 lattine di salmone rosa senza pelle e disossato (3 once)
- 1/4 di tazza di pangrattato panko
- 4 cucchiai di succo di limone
- 1/4 di tazza di peperone rosso
- 1/4 di tazza di yogurt senza zucchero
- 1 uovo
- 2 (1.5-oz) panini integrali per hamburger tostati

Indicazioni

1. Mescolare il salmone sgocciolato e a scaglie, il peperone tagliato finemente e il pangrattato panko.
2. Unire 2 cucchiai di tazza di yogurt senza zucchero, 3 cucchiai di succo di limone fresco e l'uovo in una ciotola. Forma miscela in 2 (3 pollici) polpette, cuocere sulla padella a fuoco medio 4 a 5 minuti per lato.
3. Mescolare insieme 2 cucchiai di yogurt senza zucchero e 1 cucchiaino di succo di limone; spalmare sulle metà inferiori dei panini.
4. Coprire ciascuno con 1 polpetta e coprire con le cime dei panini.

Questo piatto è molto appetitoso!

Nutrizione:

Calorie 131 / Proteine 12 / Grassi 1 g / Carboidrati 19 g

Hamburger di tacchino alla caprese

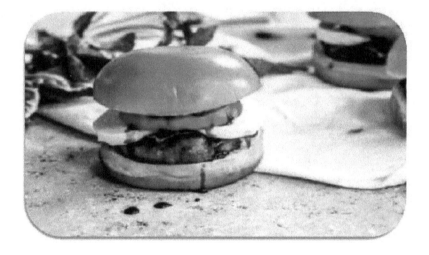

Tempo di preparazione 10 minuti

Tempo di cottura: 10 minuti

Porzioni: 4

Ingredienti

- 1/2 libbra di tacchino macinato magro al 93
- 2 panini integrali per hamburger da 1,5 once (tostati)
- 1/4 di tazza di mozzarella tagliuzzata (parzialmente scremata)
- 1 uovo
- 1 pomodoro grande
- 1 piccolo spicchio d'aglio
- 4 grandi foglie di basilico
- 1/8 di cucchiaino di sale
- 1/8 di cucchiaino di pepe

Indicazioni

1. Unire il tacchino, l'uovo bianco, l'aglio tritato, il sale e il pepe (mescolare fino a combinare);
2. Forma in 2 cotolette. Mettere le cotolette in una padella; cuocere da 5 a 7 minuti per lato.
3. Coprire adeguatamente le cotolette con formaggio e pomodoro a fette a fine cottura.
4. Mettere 1 cotoletta sul fondo di ogni panino.
5. Ricoprire ogni panino con 2 foglie di basilico. Coprire con le cime dei panini.

I miei ospiti godono di questo piatto ogni volta che visitano la mia casa.

Nutrizione:

Calorie 180 / Proteine 7 g / Grassi 4 g / Carboidrati 20 g

Insalata di pasta

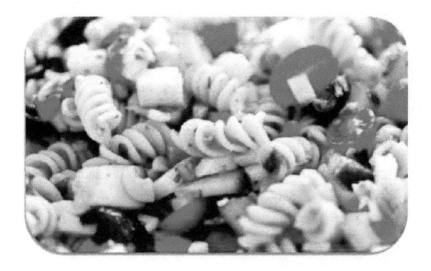

Tempo di preparazione: 15 minuti

Tempo di cottura: 15 minuti

Porzioni: 4

Ingredienti

- 8 once di pasta integrale
- 2 pomodori
- 1 (5-oz) pkg di mix primavera
- 9 fette di pancetta
- 1/3 di tazza di maionese (a basso contenuto di grassi)
- 1 cucchiaio di senape di Digione
- 3 cucchiai di aceto di sidro di mele
- 1/4 di cucchiaino di sale
- 1/2 cucchiaino di pepe

Indicazioni

1. Cuocere la pasta.
2. Pasta raffreddata, pomodori tritati e mix di primavera in una ciotola.
3. Sbriciolare la pancetta cotta sulla pasta.
4. Combinare la maionese, la senape, l'aceto, il sale e il pepe in una piccola ciotola.
5. Versare il condimento sulla pasta, mescolando per ricoprirla.

Capire il diabete è il primo passo per curarlo.

Nutrizione:

Calorie 200 / Proteine 15 g / Grassi 3 g / Carboidrati 6 g

Insalata di pollo, fragole e avocado

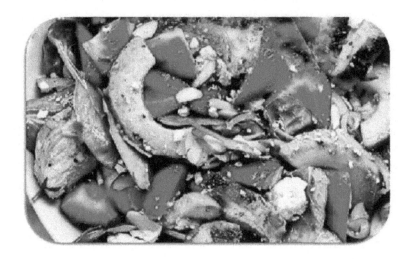

Tempo di preparazione: 10 minuti
Tempo di cottura: 5 minuti

Ingredienti

- 1,5 tazze di pollo (senza pelle)
- 1/4 di tazza di mandorle
- 2 (5-oz) pkg di insalata verde
- 1 kg di fragole (16 once)
- 1 avocado
- 1/4 di tazza di cipolla verde
- 1/4 di tazza di succo di lime
- 3 cucchiai di olio extravergine d'oliva
- 2 cucchiai di miele
- 1/4 di cucchiaino di sale
- 1/4 di cucchiaino di pepe

Indicazioni

1. Tostare le mandorle fino a quando sono dorate e fragranti.
2. Mescolare il succo di lime, l'olio, il miele, il sale e il pepe.
3. Mescolare le verdure, le fragole affettate, il pollo, l'avocado tagliato a dadini, la cipolla verde affettata e le mandorle affettate; irrorare con il condimento. Mescolare per ricoprire.

Gnam!
Nutrizione:
Calorie 150 / Proteine 15 g / Grassi 10 g / Carboidrati 5 g

Uova al limone-timo

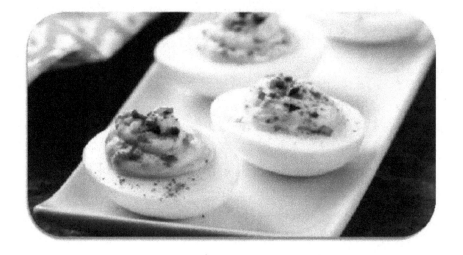

Tempo di preparazione: 10 minuti
Tempo di cottura: 5 minuti
Porzioni: 4
Ingredienti

- 7 uova grandi
- 1/4 di tazza di maionese (a basso contenuto di grassi)
- 2 cucchiai di succo di limone
- 1 cucchiaino di senape di Digione
- 1 cucchiaino di timo fresco tritato
- 1/8 di cucchiaino di pepe di Caienna

Indicazioni

1. Portare le uova a ebollizione.
2. Sbucciare e tagliare ogni uovo a metà nel senso della lunghezza.
3. Togliere i tuorli da una ciotola. Aggiungere la maionese, il succo di limone, la senape, il timo e la cayenna ai tuorli d'uovo; schiacciare per miscelare. Riempire le metà dell'albume con il composto di tuorli.
4. Raffreddare fino al momento di servire.

Accontenta la tua famiglia con un pasto delizioso.
Nutrizione:
Calorie 40 / Proteine 10 g / Grassi 6 g / Carboidrati 2 g

Insalata di spinaci con pancetta

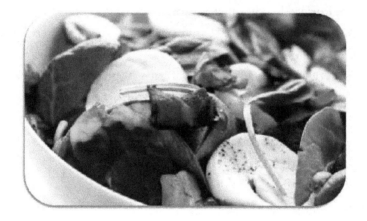

Tempo di preparazione: 15 minuti

Tempo di cottura: 0 minuti

Porzioni: 4

Ingredienti

- 8 fette di pancetta tagliata al centro
- 3 cucchiai di olio extravergine d'oliva
- 1 confezione da 5 once di baby spinaci
- 1 cucchiaio di aceto di sidro di mele
- 1 cucchiaino di senape di Digione
- 1/2 cucchiaino di miele
- 1/4 di cucchiaino di sale
- 1/2 cucchiaino di pepe

Indicazioni

1. Mescolare aceto, senape, miele, sale e pepe in una ciotola.
2. Frullare l'olio. Mettete gli spinaci in una ciotola di servizio; irrorateli con il condimento e saltateli per ricoprirli.
3. Cospargere con pancetta cotta e sbriciolata.

Nutrizione:

Calorie 110 / Proteine 6 g / Grassi 2 g / Carboidrati 1 g

Zuppa di piselli e bietole

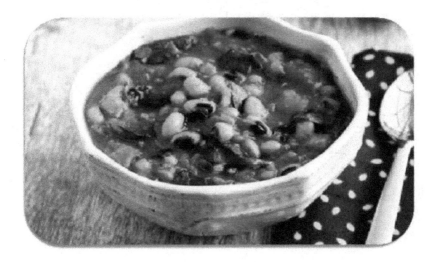

Tempo di preparazione: 10 minuti

Tempo di cottura: 50 minuti

Porzioni: 4

Ingredienti

- 1/2 (16-oz) pkg di piselli dall'occhio nero
- 1 cipolla
- 2 carote
- 1,5 tazze di prosciutto (a basso contenuto di sodio)
- 1 (1-lb) mazzo di cavolo verde (tagliato)
- 1 cucchiaio di olio extravergine d'oliva
- 2 spicchi d'aglio
- 1/2 cucchiaino di pepe nero
- Salsa piccante

Indicazioni

1. Cuocere la cipolla e le carote tritate 10 minuti.
2. Aggiungere i piselli, il prosciutto tagliato a dadini, i collard e l'aglio tritato. Cuocere 5 minuti.
3. Aggiungere il brodo, 3 tazze di acqua e il pepe. Portare a ebollizione; cuocere a fuoco lento 35 minuti, aggiungendo acqua se necessario.

Servire con la salsa preferita.

Nutrizione:

Calorie 86 / Proteine 15 g / Grassi 2 g / Carboidrati 9 g

Stufato spagnolo

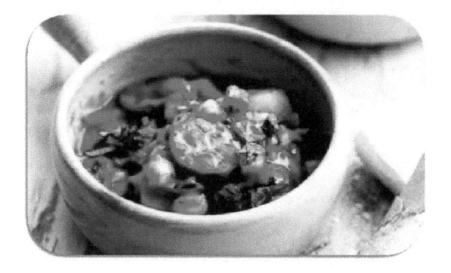

Tempo di preparazione: 10 minuti

Tempo di cottura: 25 minuti

Porzioni: 4

Ingredienti

- 1.1/2 (12-oz) pkg di salsicce di pollo affumicate
- 1 confezione da 5 once di baby spinaci
- 1 lattina da 15 once di ceci
- 1 (14.5-oz) può pomodori con basilico, aglio e origano
- 1/2 cucchiaino di paprika affumicata
- 1/2 cucchiaino di cumino
- 3/4 di tazza di cipolle
- 1 cucchiaio di olio extravergine d'oliva

Indicazioni

1. Cuocere la salsiccia a fette in olio caldo fino a doratura. Togliere dalla pentola.
2. Aggiungere le cipolle tritate; cuocere fino a quando sono tenere.
3. Aggiungere la salsiccia, i ceci scolati e sciacquati, i pomodori a cubetti, la paprika e il cumino macinato. Cuocere 15 minuti.
4. Aggiungere gli spinaci; cuocere da 1 a 2 minuti.

Questo piatto è ideale per tutti i giorni e per una tavola festiva.

Nutrizione:

Calorie 200 / Proteine 10 g / Grassi 20 g / Carboidrati 1 g

Zuppa cremosa di taco

Tempo di preparazione: 10 minuti
Tempo di cottura: 20 minuti
Porzioni: 4
Ingredienti

- 3/4 di libbra di controfiletto macinato
- 1/2 (8 once) di formaggio cremoso
- 1/2 cipolla
- 1 spicchio d'aglio
- 1 (10-oz) lattina di pomodori e peperoncini verdi
- 1 (14.5-oz) lattina di brodo di manzo
- 1/4 di tazza di panna pesante
- 1,5 cucchiaino di cumino
- 1/2 cucchiaino di peperoncino in polvere

Indicazioni

1. Cuocere il manzo, la cipolla tritata e l'aglio tritato fino a quando la carne è rosolata e friabile; scolare e rimettere in pentola.
2. Aggiungere il cumino macinato, il peperoncino in polvere e il formaggio cremoso tagliato a pezzettini e ammorbidito, mescolando fino a quando il formaggio è sciolto.
3. Aggiungere i pomodori a cubetti, il brodo e la panna; portare a ebollizione e cuocere a fuoco lento per 10 minuti. Condire con pepe e sale a piacere.

Devi dare a qualcuno la ricetta di questo piatto di zuppa!
Nutrizione:
Calorie 60 / Proteine 3 g / Grassi 1 g / Carboidrati 8 g

Pollo con salsa caprese

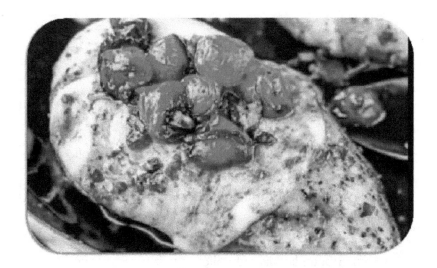

Tempo di preparazione: 15 minuti

Tempo di cottura: 5 minuti

Porzioni: 4

Ingredienti

- 3/4 lb. petti di pollo senza pelle e disossati
- 2 pomodori grandi
- 1/2 (8-oz) palla di mozzarella fresca
- 1/4 di tazza di cipolla rossa
- 2 cucchiai di basilico fresco
- 1 cucchiaio di aceto balsamico
- 2 cucchiai di olio extravergine d'oliva (diviso)
- 1/2 cucchiaino di sale (diviso)
- 1/4 di cucchiaino di pepe (diviso)

Indicazioni

1. Cospargere il pollo tagliato a metà nel senso della lunghezza con 1/4 di cucchiaino di sale e 1/8 di cucchiaino di pepe.
2. Scaldare 1 cucchiaio di olio d'oliva, cuocere il pollo 5 minuti.
3. Nel frattempo, mescolare i pomodori tritati, il formaggio a dadini, la cipolla tritata finemente, il basilico tritato, l'aceto, 1 cucchiaio di olio, 1/4 di cucchiaino di sale e 1/8 di cucchiaino di pepe.
4. Distribuire la salsa sul pollo.

Il pollo con salsa caprese è un piatto nutriente, semplice e molto gustoso che può essere preparato in pochi minuti.

Nutrizione:

Calorie 210 / Proteine 28 g / Grassi 17 g / Carboidrati 0, 1 g

Broccoli arrostiti al balsamico

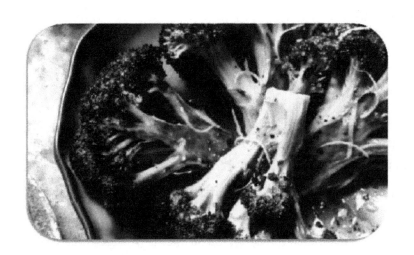

Tempo di preparazione: 10 minuti

Tempo di cottura: 15 minuti

Porzioni: 4

Ingredienti

- 1 libbra di broccoli
- 1 cucchiaio di olio extravergine d'oliva
- 1 cucchiaio di aceto balsamico
- 1 spicchio d'aglio
- 1/8 di cucchiaino di sale
- Pepe a piacere

Indicazioni

1. Preriscaldare il forno a 450F.
2. Unire i broccoli, l'olio d'oliva, l'aceto, l'aglio tritato, il sale e il pepe; mescolare.
3. Distribuire i broccoli su una teglia da forno.
4. Cuocere da 12 a 15 minuti.

Davvero buono!

Nutrizione:

Calorie 27 / Proteine 3 g / Grassi 0, 3 g / Carboidrati 4 g

Zuppa di manzo e verdure

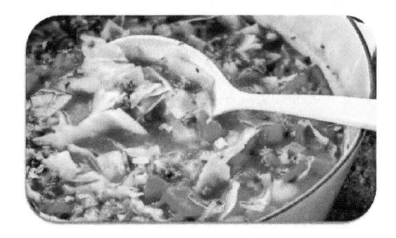

Tempo di preparazione: 10 minuti
Tempo di cottura: 30 minuti
Porzioni: 4
Ingredienti

- 1/2 libbra di carne magra di manzo
- 2 tazze di brodo di manzo
- 1,5 cucchiai di olio vegetale (diviso)
- 1 tazza di peperone verde
- 1/2 tazza di cipolla rossa
- 1 tazza di cavolo verde
- 1 tazza di verdure miste congelate
- 1/2 lattina di pomodori
- 1,5 cucchiai di salsa Worcestershire
- 1 foglia di alloro piccola
- 1,8 cucchiaino di pepe
- 2 cucchiai di ketchup

Indicazioni

1. Cuocere il manzo in 1/2 cucchiaio di olio caldo 2 minuti.

2. Mescolare in peperone tritato e cipolla tritata; cuocere 4 minuti.

3. Aggiungere il cavolo tritato, le verdure miste, i pomodori stufati, il brodo, la salsa Worcestershire, l'alloro e il pepe; portare a ebollizione.

4. Ridurre il calore a medio; coprire e cuocere 15 minuti.

5. Mescolare in ketchup e 1 cucchiaio di olio, e togliere dal fuoco. Lasciare riposare 10 minuti.

La dieta giusta è un eccellente rimedio per il diabete.
Nutrizione:
Calorie 170 / Proteine 17 g / Grassi 8 g / Carboidrati 3 g

Muffin di cavolfiore

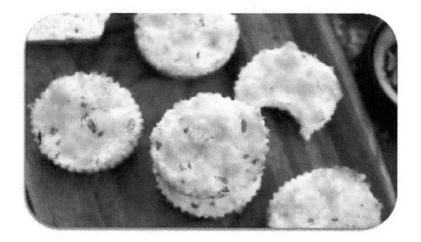

Tempo di preparazione: 15 minuti

Tempo di cottura: 30 minuti

Porzioni: 4

Ingredienti

- 2,5 tazza di cavolfiore
- 2/3 di tazza di prosciutto
- 2,5 tazze di formaggio
- 2/3 di tazza di champignon
- 1,5 cucchiai di semi di lino
- 3 uova
- 1/4 di cucchiaino di sale
- 1/8 di cucchiaino di pepe

Indicazioni

1. 1. Preriscaldare il forno a 375 F.
2. Mettere le fodere per muffin in una teglia da 12 muffin.
3. Unire il cavolfiore a dadini, i semi di lino macinati, le uova sbattute, la tazza di prosciutto a dadini, il formaggio grattugiato, i funghi a dadini, il sale e il pepe.
4. Dividere giustamente il composto tra le fodere dei muffin.
5. Cuocere 30 minuti.

Questo è un ottimo pranzo per tutta la famiglia.

Nutrizione:

Calorie 116 / Proteine 10 g / Grassi 7 g / Carboidrati 3 g